L'ONANISME,

TRADUIT DE L'ANGLAIS,

SUR LA VINGT-NEUVIÈME ÉDITION,

Par Caunis-Darès.

The fundation of happy old age is an uninjured
constitution in youth.
Plut. de lib. educ.

Veux-tu te procurer une heureuse vieillesse;
Garde-toi, mon enfant, d'énerver ta jeunesse.

REIMS,

CHEZ LOUIS GODIN, LIBRAIRE,
RUE DE L'ÉTAPE, 8;

CHEZ E. LUTON, IMPRIMEUR-LIBRAIRE,
PLACE ROYALE, 5.

1847

L'ONANISME,

TRADUIT DE L'ANGLAIS,

SUR LA VINGT-NEUVIÈME ÉDITION,

Par Camus-Daras.

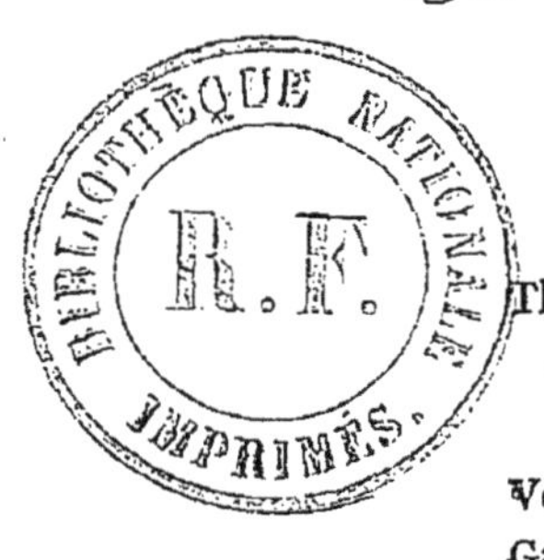

The fundation of happy old age is an uninjured
constitution in youth.

Plut. de lib. educ.

Veux-tu te procurer une heureuse vieillesse :
Garde-toi, mon enfant, d'énerver ta jeunesse.

REIMS,

CHEZ LOUIS GODIN, LIBRAIRE,

RUE DE L'ÉTAPE, 8;

CHEZ E. LUTON, IMPRIMEUR-LIBRAIRE,

PLACE ROYALE, 5.

1847.

REIMS, IMPRIMERIE DE E. LUTON.

Lettre à M. O.....

MONSIEUR,

L'ouvrage de Curtis sur la *virilité* vous étant parvenu de Paris tel que l'a écrit ce savant Docteur, vous m'avez prié de le traduire en français. J'eus beau vous objecter que je n'avais qu'une connaissance très-imparfaite de la langue anglaise, que d'ailleurs j'étais d'une ignorance absolue dans tout ce qui concerne la médecine, vous avez insisté, et je n'ai pu résister à vos prières amicales.

J'ai donc traduit la première partie, qui forme un opuscule complet; je l'ai même fait imprimer, vu la grande utilité dont elle pourrait être, et je vous en envoie un exemplaire.

Quant à l'invitation que vous m'avez faite

d'aller passer quelques jours auprès de vous,
voici ma réponse :

Quatre-vingts ans plus deux pèsent sur mon échine,
Et pourtant sans plier elle en soutient le faix.
Le corps est sain : nul mal en secret ne le mine.
Le pied, l'œil, l'estomac ne sont pas trop mauvais ;
Mais l'oreille chez moi si fortement sommeille,
Que même le bourdon à peine la réveille.
—Vous y gagnez, dira quelque méchant plaisant ;
D'ouïr des pauvretés n'êtes-vous pas exempt?
—Le sourd en est-il moins lui-même un pauvre sire,
Soit qu'il ouvre la bouche ou qu'il ne dise mot ?
Car, s'il vient à parler, il excite le rire,
Et, s'il ne parle pas, il passe pour un sot.
Aussi le mieux pour lui, c'est qu'il batte en retraite,
Se tienne dans son trou, vive en anachorète.

O mes livres chéris, que serais-je sans vous?
Si, quoique nébuleux, le jour m'est encor doux,
Je vous le dois. Vous seuls m'attachez à la vie,
Vous seuls à mon déclin donnez quelque énergie.
Il avait bien raison, ce fameux orateur,
Qui fut de sa patrie et la gloire et l'égide,
Quand, du docte Archias défenseur intrépide,
Il s'écriait d'un ton qui partait de son cœur :

« Oui, des lettres, messieurs, la carrière est si belle,
Que, plus on la parcourt, plus on est épris d'elle.
Là, le jeune âge puise un aliment fécond ;
Là, du sombre vieillard se déride le front.
C'est, quand le sort nous frappe, un consolant asile,
Et, quand il nous sourit, un nouvel ornement.
La nuit comme le jour, aux champs comme à la ville,
Jamais l'homme lettré n'est dans l'isolement (1). »

Je compte, Monsieur, que vous aurez la bonté d'agréer ma réponse, et vous salue avec cette cordialité si rare, surtout aujourd'hui, celle qui émane réellement du cœur.

Camus-Daras.

---

(1) *Hæc studia adolescentiam alunt, senectutem oblectant, secundas res ornant, adversis perfugium ac solatium præbent, delectant domi, non impediunt foris, pernoctant nobiscum, peregrinantur, rusticantur.* (Cicéron.)

Préface.

⚬❄⚬

De toutes les maladies que l'homme doit à lui-
même, il en est peu de plus dangereuses et qui
soient accompagnées de symptômes plus variés,
ou qui attaquent un plus grand nombre d'organes
vitaux, que celles que produit la perte immodérée
du sperme ou fluide séminal. L'âge, le tempérament, le climat, la saison, la profession, etc.,
peuvent imprimer à leur action plus ou moins d'é-
nergie, mais elles sont toujours les mêmes dans
l'espèce, et par conséquent demandent le même
mode de traitement, sauf à l'appliquer suivant les
degrés de cette énergie. Elles présentent d'abord,
généralement parlant, un caractère insidieux et
caché sous les apparences trompeuses d'autres maladies, et ce qui ajoute à la difficulté, c'est que
presque toujours l'individu qui en est la victime,
loin d'en déclarer les causes, surtout si elles res-

sortent de la masturbation, s'obstine à les cacher jusqu'à ce qu'il soit enfin forcé d'en faire l'aveu.

Nous n'en sommes pas surpris : la masturbation est un crime que Dieu a puni dans Onan, d'où lui vient le nom d'onanisme ; c'est un suicide lent qui jette son auteur dans un état d'épuisement et de réprobation. Adieu les joies de la couche nuptiale ! adieu les plaisirs du bonheur domestique ! adieu les délices de la paternité ! son nom et sa race sont éteints pour jamais. S'il vit, c'est pour traîner sous le poids de la douleur et du mépris un corps qui lui est à charge ; c'est pour être une espèce de fanal indiquant l'écueil contre lequel se sont brisées les espérances de sa jeunesse.

Il sert donc à la fois et les individus et la société, l'homme instruit qui, d'un côté, prévient les résultats de l'onanisme en les montrant dans toute leur turpitude, et, de l'autre, en arrête ou détruit les ravages en leur opposant des remèdes dont l'efficacité est incontestable.

L'ONANISME.

Ce fléau, qui date des temps les plus reculés, s'est accru en raison directe de la civilisation. Plus la société se police et se raffine, plus *l'intellectuel* se cultive aux dépens du *moral*, et plus les qualités du cœur s'effacent devant celles de l'esprit. C'est spécialement sur la jeunesse des deux sexes que se sont étendus les progrès destructeurs de l'onanisme. Que de fleurs étiolées au moment de s'épanouir ! que de printemps flétris ! que d'hivers précoces !

Les médecins-praticiens les plus expérimentés s'accordent à regarder le développement du système nerveux et la prédominance de son action sur les autres parties de l'organisation comme les principales causes de l'onanisme. Ce développement, qui, porté au dernier point, donne naissance, suivant la direction qu'il reçoit, aux qualités les plus brillantes ou aux vices les plus dégradants, ce développement, disons-nous, dérive, quant à son excès, ou d'une disposition naturelle, ou d'une éducation prématurée. Sa prédominance est remarquable dans l'enfance, et ses parties centrales atteignent dans la puberté leur perfectionnement complet, quand les organes locomotifs et d'autres inhérents à notre constitution sont encore dans un état d'imperfection relative. Il en est de même des organes des sens qui, bien qu'impropres au service lors de la naissance, se développent avec une telle rapidité, qu'ils sont bientôt capables de remplir parfaitement leurs fonctions. C'est immédiatement après l'enfance, à l'époque où les facultés d'un nouvel être commencent à se manifester, que surviennent les plus grands dangers. Si, dans ce moment (chose malheureusement trop ordinaire), une main indélicate se permet un contact sur ce qui peut être alors considéré comme un nouveau sens, aussitôt une concentration plus ou moins grande des forces vitales se porte vers les organes génitaux, et l'individu, entraîné par un plaisir illusoire, se précipite avec fureur dans un vice, qui bientôt l'annihile ou le livre en proie à des maux plus terribles que la mort même.

Les enfants sont, on peut le dire, pourvus d'une surabondance de sensibilité, et de sa direction dépend leur sort futur. Il arrive quelquefois que les parties de la génération, se trouvant, par une pente naturelle du système, très-développées et très-sensibles, deviennent un centre d'écoulement où se réunissent les forces vitales, et alors une contrainte machinale excite l'individu à des actes solitaires dont il n'a pas la plus légère idée, et qui, malgré lui-même, en font un esclave de l'onanisme. Des registres mentionnent de très-jeunes enfants qui ont donné sur ce sujet des leçons à leurs camarades; il y est même parlé d'enfants au berceau présentant des érections violentes, et tellement dominés par l'instinct qui les tenait dans une excitation presque permanente, qu'ils ne pouvaient s'empêcher de stimuler encore leurs organes génitaux par des attouchements. Il est aujourd'hui évident que, plus un individu approchera de l'état extrême où ces organes devancent les autres parties du système, plus les causes irritantes des parties sexuelles agiront forcément sur lui et occasionneront les funestes effets dont nous avons à tracer le tableau.

C'est surtout dans ces pensionnats où sont rassemblés en grand nombre des jeunes gens de l'un ou de l'autre sexe que se commet le péché d'Onan. L'éducation publique est, nous le reconnaissons, un des bienfaits de la civilisation ; mais malheureusement les résultats utiles qui en émanent sont accompagnés de graves inconvénients que ne peuvent nier ses plus ardents défenseurs.

Il est extrêmement difficile, nous dirons même presque impossible, de porter sur une agrégation de tant d'élèves cette stricte surveillance, qui est d'une nécessité indispensable pour prévenir efficacement la corruption morale, contre laquelle nous nous élevons. Tissot rapporte le cas d'une école publique en Suisse, où les élèves avaient l'habitude de tromper, par cette infâme pratique, le *tædium* ou l'ennui que produisaient sur eux les leçons narcotiques d'un de leurs professeurs.

Passons maintenant aux conséquences.

Des médecins du plus grand mérite ont, dans des écrits justement estimés, donné un détail des effets terribles occasionnés par des excès, soit dans le coït, soit dans la masturbation. Suivant tous, l'excitation continuelle des organes génitaux est la cause de presque toutes le maladies aiguës ou chroniques qui jettent le trouble dans l'exercice de plusieurs de nos fonctions; et de cette cause dérivent des fièvres de différents caractères, des altérations organiques très-variées, des consomptions plus ou moins rapides, des affections nerveuses de diverses espèces. Nous nous permettrons toutefois de remarquer que la plupart d'entre eux nous semblent plus soigneux de dresser une liste des nombreuses maladies qui peuvent résulter de l'onanisme, que de démontrer d'une manière satisfaisante la connexion de la cause avec les conséquences.

Ainsi l'un nous dit qu'après un coït effréné l'estomac se dérange, le corps se débilite et s'amaigrit, les yeux se creusent, le visage se couvre d'une teinte livide, etc.; d'autres, que le trop de fréquence des émissions spermatiques donne naissance à une légion de maladies, telles que l'apoplexie, la léthargie, le trémor, la paralysie, la cécité, etc. Qu'arrive-t-il? que la lecture de tels passages laisse dans l'esprit une sorte de vague et d'indécision qui ne permet pas une pleine confiance dans la réalité des phénomènes que l'on mentionne; car comment se rendre compte de la production de tant d'effets variés par une seule et même cause? Un autre inconvénient de ces assertions générales, c'est de faire suspecter leurs auteurs d'exagération, et par conséquent d'affaiblir l'autorité de leurs conseils, de porter les jeunes personnes à mépriser un danger dont l'existence leur paraît incertaine. Avant de décider en pareille matière, il faut avoir examiné la part importante dont les organes génitaux des deux sexes sont chargés dans l'économie animale; il faut aussi avoir étudié, et le mode suivant lequel agissent les causes excitantes, et les effets de leur action modérée; alors on est en état d'expliquer, d'après les lois de la physique, les suites désastreuses qu'entraîne leur désordre.

Notre seul guide sera donc l'observation attentive des faits. Nous tâcherons de ne pas tomber dans ces exagérations auxquelles a pu donner lieu le hideux spectacle d'une maladie non moins condamnable aux yeux du médecin qu'aux yeux du moraliste. La nature parle ici avec une clarté suffisante. Surcharger ses peintures, c'est les défigurer, c'est, au lieu de servir sa cause, infirmer la sagesse de ses leçons.

L'appareil qui constitue dans les deux sexes les organes génitaux se lie avec les systèmes nerveux et digestif par une sympathie d'une indispensable nécessité; car c'est une impression plus ou moins grande sur les organes des sens qui porte les individus d'un sexe vers ceux de l'autre, et qui allume en eux ces désirs ardents dont l'objet est le coït. Stimulés par cette impression de plus en plus active, et en même temps par l'accumulation du sperme dans leurs réservoirs, les organes génitaux se gonflent, et, communiquant leur irritation au cerveau, le jettent souvent dans une perturbation qui rend l'individu insensible à la voix expirante de la raison. Alors s'opère un abandon déréglé au stimulus vénérien, abandon qui, satisfait à peine, est presque toujours suivi de la honte et du regret; mais, les organes apaisés, la résolution d'y renoncer est bientôt mise en oubli.

Les organes digestifs n'ont pas une connexion moins intime avec les organes génitaux que le système nerveux. Il serait sans contredit impossible aux personnes les plus vigoureuses de suppléer à l'excessive dépense de force occasionnée par la fréquence de l'acte génératif, s'il n'existait pas des matériaux de réparation dûment élaborés. Une des circonstances les plus favorables à cet acte est le stimulus modéré du système gastrique par une bonne nourriture et une petite quantité de boissons alcooliques. C'est en conséquence de cette sympathique connexion entre l'appareil digestif et l'appareil reproductif que l'exercice naturel du dernier a le pouvoir de ranimer les fonctions de l'estomac et de rappeler l'appétit par une nourriture plus subtile et une digestion plus rapide. Les jeunes personnes qui se livrent trop au coït ou à la masturbation sont remarquables à cet égard : un désir presque insatiable de manger les tourmente, et elles le satisfont à toute heure du jour, sans toutefois en obtenir un avantage proportionné à cette grande consommation d'aliments. Bientôt, au contraire, la pâleur de leur teint, la débilité et la maigreur de leur corps prouvent indubitablement qu'il existe en elles un désaccord, qui détourne par une autre voie les matières nutritives et arrête le retour à l'embonpoint.

Ces considérations préliminaires nous amènent à conclure que c'est sur les systèmes nerveux et digestif que se porte la principale influence de l'onanisme. L'expérience démontre de la manière la plus évidente que la plupart des maladies qui proviennent de cette habitude doivent être attribuées à la lésion de ces deux organes, et la pathologie confirme les déductions tirées de l'observation physiologique.

Interrogez les onanistes : tous vous diront qu'après chaque émission séminale, ou, quand ils sont trop jeunes, après la simple convulsion des muscles éjaculatoires, ils éprouvent souvent un affaissement remarquable des facultés mentales.

Cet affaissement est, dans plusieurs, porté à un tel degré, que la moindre attention mentale devient impossible, et que l'individu est plongé malgré lui dans un sommeil profond. Il dure peu, il est vrai, et les fonctions cérébrales se rétablissent promptement; mais la masturbation prolongée requiert une longue période de temps pour que la réhabilitation ait lieu, et même éventuellement l'entière faculté de penser se détruit tout-à-fait et pour toujours. Les autres parties du système nerveux participent à cette affection encéphalique, et les organes des sens, surtout celui de la vision, perdant invariablement leur sensibilité, deviennent enfin incapables de remplir leurs fonctions.

Il est des individus chez qui l'abus des organes de la génération produit l'aliénation mentale, ou temporaire, ou permanente, et même l'épilepsie, résultats évidents de l'inflammation du système nerveux, et il est peu de médecins-praticiens qui n'en aient observé la naissance, la durée et l'aggravation.

L'irritation excessive des organes génitaux en occasionne une permanente dans cette partie du système, et cette dernière exerce sur les principaux viscères de la digestion une influence non moins délétère et qui même est encore plus rapide dans ses effets. Ainsi, pendant que l'infortunée victime de la masturbation perd à la fois ses facultés physiques et morales, le canal alimentaire, étant sympathiquement irrité, semble d'abord redoubler d'efforts pour réparer le trop de dépense que souffre la machine; mais, comme l'excitation génitale est devenue alors habituelle, elle perpétue et accroît le mal; et les fonctions de l'appareil digestif se troublant de plus en plus, l'extrême sensibilité de l'estomac, ainsi qu'une diarrhée qui augmente graduellement, annoncent une inflammation secondaire de ce viscère. Les efforts énergiques, qu'il est obligé de faire pour lutter contre les ravages de l'onanisme, sont une cause puissante qui le prédispose à l'irritation et favorise l'effet de la sympathie qui l'unit au système génital. Nous rappelons ici le cas d'un jeune homme qui, presque invariablement après un excès du coït, éprouvait de graves attaques de colique, suivies d'une diarrhée abondante et d'un ténesme intolérable.

Outre l'action que, dans un état constant d'irritation par l'onanisme, les organes génitaux exer-
cent sur les systèmes nerveux et digestif, ils en ont
encore une beaucoup plus énergique sur les organes de la voix et de la respiration, vu l'étroite
connexion sympathique que les physiologistes ont
constamment remarquée entre l'appareil de la voix
et celui de la génération. Le passage de l'enfance à
la puberté en est une des preuves : il apporte de
notables modifications dans la force et le ton de la
voix. Il est peu de personnes qui n'aient aussi observé la grande influence que l'excès du coït, et surtout de l'onanisme, exerce sur le développement
de cet organe et sur l'étendue et la variété des
sons qu'il produit. Une autre observation, qu'on
a fréquemment faite, c'est le rétrécissement de la
poitrine dans les personnes qui se masturbent et la
difficulté de respirer à la moindre érection. Presque
toutes sont sujettes ou à des catarrhes chroniques
ou à des affections pulmoniques tellement graves,
que souvent, comme Atropos, elles coupent le fil
de la vie. Nous n'avons pas besoin de citer, en preuve
de cette assertion, les cas qui se sont présentés dans
nos expériences : chaque médecin-praticien en a
trouvé dans les siennes. L'onanisme a aussi pour
conséquences des palpitations et des maladies organiques du cœur et des gros vaisseaux.

Une légère attention aux phénomènes qui se présentent durant l'abus des organes génitaux nous mettra à même de rendre raison des désordres dont nous avons parlé. Lors de l'extrême irritation de ces organes qui précède et accompagne l'émission du sperme, l'individu semble plongé dans un paroxisme d'épilepsie : la figure devient rouge, la respiration se précipite, les membres se convulsionnent, et la personne, entièrement absorbée par l'intensité de ses sensations, éprouve une indifférence totale pour tout autre objet ; puis le sang s'accumule dans la poitrine, dans les poumons, dans le cœur, et telle est la violence de la congestion, qu'elle produit un état qui, plus d'une fois, s'est terminé en une fatale apoplexie : de là l'explication des morts subites qui ont lieu, soit immédiatement après le coït, soit quand le coït se fait après un grand repas. Il peut arriver aussi 1° qu'au milieu des efforts du cœur pour se délivrer de la quantité de sang dont il est inondé, son action désordonnée et précipitée donne naissance à des palpitations plus ou moins violentes, où que ses cavités prennent la disposition organique qui occasionne l'anévrisme ; 2° que le poumon, en agissant également contre les flots sanguins qui l'accablent, vienne à contracter ces irritations primaires qui, constamment augmentées par la répétition des mêmes actes, finiront par produire tous les phénomènes de la consomption pulmonaire. Nous rappelons le

cas d'un individu qui, durant le coït, fut tout-à-
coup saisi d'une telle palpitation, qu'il eût expiré
s'il ne s'était à l'instant arrêté. Il est fait mention
d'un autre cas chez un homme qui, ayant convolé
à de secondes noces dans un âge avancé, éprouva,
en consommant son mariage, une suffocation qui
le contraignit de suspendre ses joies ; il voulut les
reprendre un peu après, mais la même suffocation
revint, et elle revint chaque fois qu'il s'approcha de
sa femme, de sorte qu'il lui fut impossible de par-
faire son œuvre. Il consulta alors plusieurs médecins, mais toujours sans succès. A la fin il trouva
un quaker qui entreprit hardiment sa cure. Le traitement achevé, celui-ci l'assura d'une entière guérison, et lui recommanda de persévérer dans ses
ébats. Qu'arriva-t-il? Il y laissa la vie.

Aux maladies ci-dessus mentionnées comme effet
de l'onanisme et d'un coït déréglé, nous pouvons
ajouter les scrofules, les nœuds, les caries des ver-
tèbres et les luxations spontanées de l'os de la cuisse.
Si de ces habitudes il surgit tant de maladies, com-
bien d'autres affections, qui n'en viennent pas ori-
ginellement, sont par elles modifiées dans leur
forme, aggravées dans leurs symptômes et devenues
tenaces et incurables ! Plus d'une fois, après nous
être efforcés en vain de rendre raison des étranges
et inaccoutumés symptômes que présentent certaines maladies, ainsi que de la résistance qu'elles

opposaient à nos remèdes, nous avons découvert à la longue que la masturbation en était la cause première, et que, celle-ci venant à cesser, la résistance cessait en même temps. Nous connaissons en ce moment le cas d'une personne affectée de mélancolie, que son médecin croyait avoir parfaitement guérie, et qui retomba dans son état fâcheux pour s'être masturbée.

Du fréquent exercice des organes génitaux naissent aussi d'importants changements dans leur structure et leur sensibilité. Ainsi les enfants qui se livrent à la pollution sont remarquables par le développement prématuré des organes extérieurs de la génération. Chez les jeunes garçons, le pénis et le scrotum ont une grosseur peu proportionnée à leur âge, et chez les jeunes filles, les lèvres sont plus longues et la vulve plus large que de coutume. Dans les deux sexes cependant, ces organes, quoique augmentés en forme, ont perdu de leur fermeté ordinaire, ils sont mollasses, et leur érection est plus lente et moins complète. La masturbation a encore l'effet d'avancer, dans l'un et l'autre sexe, la période de la puberté. Ainsi nous voyons quelquefois des enfants de onze à treize ans avoir le pubis couvert d'un duvet et secréter par les testicules une sorte de sperme limpide et imparfait. Nous faisons cette remarque, qui nous paraît des plus graves, parce que, s'il est des cas où l'état

sanitaire de l'individu le fait suspecter de masturbation, il peut en exister d'autres où la forme
des parties de la génération change nos soupçons en
certitude et nous indique le mode de traitement
nécessaire en pareille occurrence.

Il résulte, comme nous l'avons vu, des lésions
sérieuses des organes les plus importants du système, différentes maladies aiguës ou chroniques,
dont la cause prochaine vient aussi de lésion, ou
du système nerveux, ou des organes servant à la
respiration et à la circulation, ou de diverses parties de l'appareil digestif; mais les affections aiguës
de ces organes ne sont pas les suites les plus fréquentes de la masturbation, et même les maladies
chroniques qu'elle produit ne constituent que le
dernier terme de sa carrière. Ainsi nous avons souvent trouvé que le grand épuisement du système
nerveux dont elle est la cause nuit considérablement à la faculté de la mémoire, et quelquefois
entraîne sa destruction totale. Cette influence agit
aussi sur les facultés de l'esprit. Nos maisons d'a-
liénés offrent plusieurs exemples de folie produite
par l'onanisme. Esquirol remarque qu'un tel effet
a plus souvent lieu chez les hommes que chez les
femmes : sur vingt-trois personnes privées de leur
raison, il n'en compte que trois du sexe féminin.
Le docteur Fulret soutient que la débilité de l'in-
tellect, et spécialement de la mémoire, caractérise

surtout l'aliénation mentale qui résulte de la masturbation. D'autres ont observé que la démence, la mélancolie, ou certaine disposition au suicide, en étaient les conséquences les plus communes, et aussi qu'elle est une des causes de cette funeste paralysie qui complique si souvent ces affections.

« La faiblesse musculaire produite par l'onanisme n'est pas, disent-ils, le résultat le moins frappant de cette habitude. Rien n'est plus ordinaire, dans les grandes villes, que de rencontrer de jeunes personnes, au corps plié et chancelant, incapables de supporter la moindre fatigue et présentant déjà des caractères de la vieillesse. L'œil morne et enfoncé, les traits affilés, le front ridé, le corps décharné, sont des signes radicaux de l'affaissement des facultés tant physiques qu'intellectuelles. C'est alors que se développent, et cet état profond de mélancolie dans ceux qui se rappellent ce qu'ils ont été et ce qu'ils vont devenir, et cet invincible dégoût pour toutes les jouissances de la vie qui trop souvent se termine par le suicide. C'est sous ces circonstances qu'apparaissent ces affections hypocondriaques qui retranchent leurs victimes de la société et les clouent à des maux qu'une extrême sensibilité leur rend insupportables, mais que le reste du monde traite d'imaginaires. C'est à cette période, et après avoir souffert plus ou moins longtemps, suivant la vigueur de leur constitution, que les onanistes, en proie à la gastrite ou à l'inflammation désorganisatrice du poumon, fruit de leurs excès, vont cacher dans la tombe une existence honteuse dont ils ont de leurs propres mains attristé et abrégé le cours. »

Si nous comparons les résultats du coït désordonné à ceux de l'onanisme, nous trouverons que les causes qui conspirent à rendre les premiers dangereux agissent avec la même énergie à l'égard des seconds, et qu'il est d'ailleurs des circonstances particulières au dernier vice qui ajoutent encore à la gravité des suites cruelles de sa répétition fréquente. Une chose bien connue, c'est que, pendant un temps considérable, l'onaniste éprouve dans tout son corps une tension pénible qui, sous le nom de crampes, l'accompagne même dans ses prétendues jouissances. A cette tension, il s'en joint dans son imagination une autre qui n'est pas moins douloureuse, tout en lui offrant l'image des objets fantastiques de ses sales transports.

L'excès du coït a aussi ses peines; mais comme elles se partagent entre deux personnes, elles occasionnent un moindre épuisement, tandis que de l'autre côté il n'y a ni bride ni frein qui arrête la main destructive. L'individu qui use du coït est ordinairement obligé d'attendre un moment favorable pour se livrer à ses excès; mais tous les moments sont bons pour le masturbateur. Ce qu'il requiert, c'est une pleine solitude pour satisfaire ses goûts empestés; l'aiguillon qui le tourmente le suit constamment, et tour-à-tour son imagination irrite ses organes, et ses organes irritent son imagination; au lieu que le premier, qui n'est excité que par des personnes d'un autre sexe, peut trouver dans leur absence un remède facile; mille circonstances viennent distraire ou dissiper son attention; aucune n'a ce pouvoir sur le second.

Cependant les dangers relatifs de la masturbation s'élèvent moins du peu d'obstacles qu'elle rencontre et de l'état d'exaltation qui l'obsède, que de la période d'âge où elle se pratique. Les difficultés qui s'opposent au coït avant une certaine époque n'existent pas pour elle : l'enfance même peut s'y livrer.

Une propension générative entraîne tous les individus; mais des circonstances normales et naturelles l'empêchent de se manifester avant que le développement physique des organes soit complété, et que leur condition ait pris ce caractère spécial qu'on appelle tempérament, caractère qui reste inerte jusqu'à ce qu'il puisse être gratifié légitimement et sans danger. La propension vient-elle à se montrer prématurément, elle s'arrête au milieu des efforts naturels de sa croissance, en dépit des excitations morales, des chocs sensuels, des pollutions physiques. Un système d'organes fonctionnant avant le temps déterminé ne peut que jeter le désordre parmi ceux dont le développement précède naturellement le sien; il en exige une portion de force et de substance qui lui est étrangère, et par-là ajoute une source de perturbations à ces nombreuses particularités qui assiégent la période de la croissance.

Admettons que les détails que nous avons donnés des effets de la masturbation ne tirent leur vérité que de son commencement prématuré et de sa pratique effrénée, toujours est-il, même en supposant les circonstances les plus favorables, qu'elle a pour conséquence invariable la maigreur. Cette conséquence est moins remarquable dans les individus chez qui l'abus est moins répété et qui ont une constitution lymphatique; mais dans les autres, elle s'étend jusqu'au marasme le plus hideux. La débilité marche avec la maigreur. D'abord elle ne se fait sentir qu'après que l'acte est consommé, puis elle croît et se prolonge graduellement. Alors surviennent l'indolence, l'indifférence pour tout ce qui est attractif et amusant, le pantèlement et la fatigue à la moindre opération. La pâleur du visage, la teinte pourprée des paupières, la faiblesse du pouls et de tous les mouvements organiques en général, prouvent que le système musculaire n'est pas le seul qui soit affecté. Chez l'onaniste, l'épuisement se communique aux facultés du cœur et du poumon; en même temps son corps se décharne, ses forces s'écroulent, sa sensibilité s'augmente; il devient de jour en jour plus sensible aux influences extérieures : un rien le fait tressaillir; les variations atmosphériques, le boire, le manger, tout, jusqu'à l'acte vénérien même, est pour lui une source de sensations fâcheuses, d'ennuis et de dégoûts; il se plaint constamment de palpitations de cœur, d'oppression dans la respiration, de vertiges, de maux de tête, de douleurs circulant le long de la colonne vertébrale, d'engourdissements, de crampes, de lassitudes, de tremblements, de souffrances dans les membres, etc. Chez de telles personnes, les maladies ordinaires prennent, dès leur première attaque, un aspect sérieux et alarmant, et présentent une série de symptômes d'un caractère inaccoutumé. En vain alors elles renoncent à leur funeste habitude : le coup terrible est porté; l'épilepsie, l'hystérie, l'hypocondrie, enfin toute la légion formidable des maladies nerveuses fond sur elles avec une rapidité effrayante.

Les effets de l'onanisme n'ont pas échappé à l'œil pénétrant des anciens auteurs. Celsus dit, dans son ouvrage sur la *Conservation de la Santé*, que c'est un acte non-seulement nuisible aux individus faibles, mais encore à ceux qui sont doués de la constitution la plus robuste. — Aétius en décrit ainsi les résultats : « Les jeunes personnes ont l'air et l'apparence du vieil âge : elles deviennent pâles, efféminées, nonchalantes, engourdies, stupides et imbéciles; elles ont une incapacité et un dégoût pour toute chose, et même elles peuvent tomber en paralysie. » — « Après de fréquentes pollutions, dit Hoffmann, les facultés se perdent, le corps s'affaisse, le visage se livide, la mémoire s'efface, une sensation froide saisit tous les membres, la vue s'obscurcit, la voix devient rude, des songes troublent le sommeil alors si nécessaire, et une langueur progressive mine l'individu. » — Et nous, nous concluons notre examen sur les suites terribles de la masturbation par la regarder comme un châtiment sorti de la main immédiate du Tout-Puissant pour venger la violation des lois qu'il a lui-même établies.

o۞o

Remarques additionnelles.

Comme un des principaux objets que nous avions en composant cet ouvrage, était de détourner la génération naissante d'une pratique qui outrage à la fois Dieu, la nature et la société, et comme le moyen le plus efficace d'y parvenir est de faire connaître les dangers qu'elle entraîne à sa suite, nous croyons devoir ajouter un nouveau chapitre sur un sujet d'une aussi grande importance.

Les résultats de la masturbation peuvent se diviser en *physiques* et *moraux*. Par *physiques*, nous entendons ceux qui ont lieu dans les organes et les parties du corps, ainsi que dans leurs fonctions; et par *moraux*, ceux que subissent les facultés intellectuelles.

Les premiers sont : la *dyspepsie*, ou mauvaise digestion, le *marasme*, l'*apoplexie*, l'*épilepsie*, la *paralysie*, le *trémor*, les *spasmes*, l'*amaurosis*, ou perte de la vue, la *nyctalopie*, ou cécité nocturne, le *diabète mellitus*, ou syphon sucré, l'*hémoptysie*, ou crachement de sang, la *consomption pulmonaire*, la *spermatorrhée*, ou émission involontaire du sperme, l'*impuissance*, la *stérilité*, la *sénilité précoce*.

Les seconds sont : la *perte de la mémoire*, l'*inhabileté à concentrer les idées*, l'*altération du jugement*, la *manie*, l'*idiotisme*.

Nous ne nous arrêterons ici que sur la dyspepsie et l'impuissance.

LA DYSPEPSIE.

L'anatomie et la physiologie démontrent que les parties intéressées à l'accomplissement des fonctions génératives sont étroitement liées à l'importante fonction de la digestion. Celle-ci est ordinairement sous la dépendance du système nerveux, et toute déviation produit une des tortures auxquelles est voué l'esclave du sensualisme. La nature se venge elle-même de l'infraction de ses lois. Les changements qui s'opèrent dans la conversion des aliments en matière nutritive étant, comme nous venons de le dire, tout-à-fait dépendants de l'influence nerveuse, il s'ensuit que toute atteinte portée à sa distribution régulière doit se communiquer à cette fonction importante et vraiment vitale.

La sympathie qui existe entre le cerveau et l'estomac, eu égard aux effets produits par l'onanisme ou le coït désordonné, est à la connaissance de chacun. L'estomac paraît cependant être l'organe qui souffre le premier. La raison en est que l'estomac est la partie du système qui, vu ses fonctions, exige la perfection la plus grande : de là le dérangement immédiat de ces fonctions dès qu'une cause quelconque altère sa vigueur, et de ce dérangement résultent l'élaboration imparfaite des aliments, l'indigestion, et partant, le défaut de restauration dans les forces de l'individu, déjà épuisé par la dépense excessive du fluide séminal : ce qui le conduit enfin à l'état de marasme complet.

Viennent alors les désordres du cerveau. L'esprit n'a plus la force d'exercer ses facultés; celles de la mémoire et de l'imagination s'oblitèrent, et il ne reste de l'homme qu'un pur squelette, qu'une peinture effrayante de sa dégradation.

L'IMPUISSANCE.

La production de l'impuissance par l'onanisme

se conçoit sans peine. Le propre de celui-ci est de relâcher considérablement les vaisseaux des organes génitaux, et d'en faire le siége d'une sensibilité morbide et d'une grande irritabilité qui, se communiquant à tout le système génital, le jettent dans un épuisement extrême. Le fluide séminal perd en même temps sa qualité : au lieu d'être une sève fécondante et prolifique, il est clair, aqueux, effété. Si l'onaniste réfléchissait un moment sur les résultats de sa cruelle passion, il ne pourrait s'empêcher de frémir d'horreur à l'aspect du sort déplorable qui l'attend. Que sera-t-il, s'il vient à contracter les nœuds de l'hyménée? Les plaisirs légitimes de la couche nuptiale se convertiront pour lui en mortifications, dégoûts et colères secrètes, et l'épouse, désappointée, se trouvant la dupe d'un débauché impuissant, ne regardera qu'avec un dédain et un mépris mal cachés l'être qu'elle eût tendrement chéri, et dont elle aurait été l'ange consolateur dans les vicissitudes attachées à la vie humaine.

Si, dans un tel individu, la vue ou le contact d'une femme charmante et vertueuse allume un instant le flambeau du désir, en vain il se présente dans la lice, sous l'impulsion irrésistible de l'instinct et de la nature : tout-à-coup une émission prématurée survient, et quelque effort qu'il fasse, il est forcé, après un simulacre imparfait de la copulation, de se retirer, honteux, confus, déchiré par le remords d'être lui-même l'auteur de sa dégradation, et n'osant regarder en face la femme dont les sourires caressants eussent été pour lui une addition de joie ou un comfort bien doux, suivant que la fortune lui eût été favorable ou contraire.

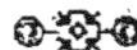

Traitement des effets de l'Onanisme.

Quand un état de langueur et de lassitude, joint à la pâleur du visage, à la maigreur du corps, à la fétidité de l'haleine, à l'apparence d'un cercle bleuâtre autour des yeux, donne lieu de suspecter dans un individu quelque pratique secrète, point de délai : commençons par suivre d'un œil scrutateur tous ses mouvements, et une fois assurés qu'il se livre au vice de la masturbation, ayons à l'instant recours à tous les moyens qui peuvent l'en détourner, mais suivant son âge et sa constitution tant physique qu'intellectuelle.

Le même soupçon vient-il s'offrir dans un pensionnat, que la surveillance la plus stricte soit établie sur la conduite des élèves; que l'usage des chambres à coucher seul soit prohibé, s'il est possible (de vastes dortoirs doivent toujours être préférés); qu'une discipline sévère se cache sous les soins les plus attentifs, et que les précautions employées pour prévenir le mal, le soient aussi pour

en prévenir le retour. Il est toutefois certaines ul-
tra-précautions dont il faut se garder ; indiscrète-
ment adoptées, elles pourraient conduire à de fâcheux résultats, et suggérer à des esprits innocents
des idées auxquelles ils n'auraient jamais songé.

Quand la victime de l'onanisme a passé l'âge de
la puberté, le premier appel (et c'est le plus efficace)
doit se faire à son intelligence. Si c'est une personne
d'un esprit cultivé, prenons une marche conforme
à son caractère : point de tirades foudroyantes sur
la nature infâme de sa conduite, sur l'énormité de
son crime, sur l'outrage qu'il fait aux lois divines et
humaines : de tels sermons, nous le savons par expérience, ont peu d'effet sur des jeunes gens, qui
déjà, plus que des hommes avancés en âge, ont
presque uniquement pour leur gouverne leur inté-
rêt immédiat. Faisons-leur sentir que ce qui détruit
leurs forces et les rend incapables d'être un jour
utiles à leurs concitoyens ne recevra d'eux qu'un
mépris mérité ; que, dans les suites inévitables de
l'onanisme, dans cette faiblesse qui toujours l'accompagne, dans cette lassitude du corps et de l'esprit qu'il produit invariablement, ils voient les pré-
curseurs d'un état beaucoup plus alarmant ; qu'ils
comparent les nombreux avantages que, dans toutes
les conditions de la vie, procurent la santé et la
vigueur, avec l'état misérable du *nihilum* dans
lequel ils se précipitent. C'est le réveil des senti-

ments généreux qui fermentent dans les jeunes cœurs qu'il faut se proposer.

A ces appels moraux, un judicieux praticien joindra d'autres conseils. Un soin particulier dont il lui faudra user, ce sera de changer les habitudes de son malade. Il lui ordonnera une résidence à la campagne, une occupation agricole, les pratiques de la vie villageoise ; il n'oubliera pas l'adoption et la persévérance rigide d'une diète salutaire mais non stimulante, l'abstinence de toute boisson alcoolique, un exercice à la fois régulier et modéré, un lit dur, un sommeil de peu de durée : tous ces moyens ne pourront que puissamment contribuer au succès du traitement.

Nous croyons devoir en recommander encore deux qui nous paraissent très-importants : 1° c'est l'usage de la gymnastique, usage applicable à tous les âges et à tous les sexes, et qui devrait entrer comme partie essentielle dans l'éducation publique ; 2° c'est la stricte prohibition des lectures dont l'effet est d'exalter l'imagination, et par conséquent de fournir un nouvel aliment au vice que nous combattons ici. Loin donc tous ces romans qui souillent nos journaux, quelle que soit l'opinion qu'ils représentent, et qui sont pour le moral ce que sont les plantes vénéneuses pour le physique. Les livres qu'il faut mettre dans les mains des personnes adonnées à la masturbation sont surtout ceux qui traitent de la philosophie ou de l'histoire naturelle, livres non moins instructifs que curieux, qui, en les portant à tourner leur attention vers des recherches expérimentales ou des excursions botaniques, leur offriront en même temps un exercice non moins agréable à l'esprit qu'avantageux au corps. La grande règle de notre conduite à leur égard est de ne rien négliger de tout ce qui peut les détourner de l'oisiveté. Il n'y a pas de cas où l'adage qui fait de l'oisiveté la mère de tous les vices ne se vérifie d'une manière plus sensible que dans ceux qui résultent de l'onanisme. Il importe peu quelle étude choisisse sa victime; ce qui est nécessaire, c'est qu'elle s'occupe.

Otia si tollas, periere Cupidinis arcus.

Quant aux personnes qui, faute d'éducation, sont pour ainsi dire laissées sans défense contre l'arme terrible de la masturbation, il est très-difficile d'indiquer un mode efficace de guérison, surtout quand cette arme, depuis longtemps en mouvement, les a couvertes de lésions profondément adhérentes. Pour elles, les exhortations morales sont d'un faible avantage; les seuls moyens dont on peut attendre quelque utilité, sont un régime sévère, un grand exercice, une occupation laborieuse.

Dans le cas où la force du tempérament, ou celle de l'habitude, qui d'ordinaire est la plus résistante, semble placer l'individu au-delà du cercle des remèdes jusqu'ici mentionnés, il s'en trouve encore un, mais bien merveilleux : c'est l'amour. Nous avons connu le père d'un jeune homme qui, après avoir essayé tous les moyens possibles pour le retirer de l'abîme où il se plongeait, eut recours à ce remède : il le maria, et le jeune homme fut sauvé. Que ne peut en effet ce dieu de la mythologie, puisque son flambeau embrâsa le cœur même du monarque de l'empire des morts!

❀⊛❀

Nota. Dans cet opuscule, la masturbation et l'onanisme sont synonymes. Je crois que c'est une erreur.

Le mot *masturbation* vient de *manus*, main, et de *stuprum*, pollution : ainsi ce mot signifie *pollution manuelle*. Or, cette pollution n'était pas tout-à-fait celle d'Onan. Voici ce qui se lit dans la Genèse, chapitre XXXVIII : *Dedit Judas uxorem primogenito suo Her, nomine Thamar. Fuit Her primogenitus Judæ nequam in conspectu Domini, et ideò ab eo occisus est. Dixit ergo Judas ad Onan, filium suum secundo-natum : Ingredere ad uxorem fratris tui, et sociare illi, ut suscites semen-fratri tuo. Ille sciens non nasci sibi filios, introiens ad uxorem fratris sui, semen fundebat in terram, ne liberi fratris nomine nascerentur, et ideò percussit eum Dominus eo quod rem detestabilem faceret.*

<hr>

REIMS, IMPRIMERIE DE E. LUTON.

9 782013 703147